Come vincere la fame nervosa

dimagrire non è mai stato così semplice

IL MANUALE

Perché succede, da cosa dipende e come affrontarla

di
MIRKO SCRAVAGLIERI

Un pensiero

La fame intesa come rapporto tra essere umano e alimentazione è un argomento davvero difficile da affrontare.

Nel mondo esistono persone grasse, persone magre, persone in forma, persone fuori forma, poi ci sono quelli obesi, quelli scheletrici, quelli che assumono medicinali dopo ogni pasto, quelli che il pasto, lo saltano proprio, quelli che si mettono a dieta, quelli che si mettono a dieta ogni lunedì fino a lunedì sera, ci sono quelli che corrono intorno al parco, quelli che ti vogliono vendere il beverone dimagrante, quelli che usano le creme e che fanno trattamenti, quelli che ti danno buoni consigli su cosa ti converrebbe mangiare, quelli che ti giudicano perché non sei bello come loro, quelli che ti criticano perché sei improponibile con l'abbigliamento che indossi in relazione alla tua forma fisica, quelli che mangiano bene solo quando si trovano davanti agli altri, insomma: il mondo è vario e il tema dell'alimentazione ne è la conferma.

Io dico solo che quando Mirko mi ha parlato della sua volontà di scrivere un libro sul tema dell'alimentazione, gli ho consigliato di stare molto attento per via della "delicatezza" del tema in questione ma ascoltando ciò che aveva da dire e come intendeva procedere mi ha convinta che il suo tentativo che non sarebbe stato quello di diventare ricco con un libro formativo ma quello di condividere un'esperienza vera e funzionante (per lui), non avrebbe promesso ai lettori o, come si dice oggi, "followers, di dimagrire magicamente e senza sforzo ma avrebbe indicato una via assolutamente vera e percorribile da tutti che avrebbe generato nelle persone tantissima motivazione e risultati reali, raggiungibili e soprattutto risultati mantenuti nel tempo.

Io sono una di quelle persone che ha creduto in lui e in quello che mi ha suggerito ed ho voluto provare questa strada. Oggi, dopo qualche mese, non sono una "strafiga", non sono una Top Model ma sono una donna di 55 anni che è riuscita a rientrare nei vecchi vestiti attillati, che non assume più medicinali per digerire il cibo dei pasti, che al cinema non si fa più coinvolgere dalle cattive abitudini del cibo spazzatura e che ha ritrovato la motivazione giusta anche sul lavoro perché essere maleducati nella vita privata si traduce in insuccessi lavorativi specialmente per una imprenditrice come me.

Grazie Mirko ti voglio bene.

Antonella A.

Ho scelto di aggiungere questa testimonianza al mio libro e l'avrei fatto anche se non fosse stata così positiva (chi mi conosce lo potrà confermare) perché non desidero che le persone leggano questo libro per creare consensi ma l'ho scritto per testimoniare un mio passaggio importante.

Chi Sono

Il mio nome è Mirko scravaglieri, e svolgo da più di quattro anni l'attività di allenatore mentale che è la naturale conseguenza del mio percorso di psicologia presso la facoltà di Padova.

Non ho volutamente scelto la strada dello psicologo "tradizionale" ma ho deciso di lavorare con e per obiettivi infatti la mio scopo è aiutare le persone a raggiungere i propri obiettivi e soprattutto, cosa ben più complicata, a mantenerli nel tempo.

Risiedo in provincia di Torino ma collaboro con persone ed aziende su tutto il territorio nazionale.

Sportivi, manager e imprenditori sono il target di clienti ai quali rivolgo i miei servizi ma il fattore principale è la persona perché non si può aggiustare un'azienda se prima non si sistema il vertice che dovrà abbracciare il cambiamento e metterlo in atto.

Per quanto riguarda il settore sportivo, ho collaborato con diversi club di calcio specialmente in legaPro e Serie B.

Inoltre sto partecipando allo sviluppo di un progetto rivolto alla dipendenza da gioco d'azzardo grazie ad un sistema da me ideato per annullare il richiamo del demone del gioco perché sono molto sensibile all'argomento e perché sono certo di poter ottenere grandissimi risultati grazie al potere della mente di cui sono studioso continuo e appassionato.

Per quanto riguarda l'alimentazione, ho sempre sognato di realizzare una guida, un manuale o quantomeno un percorso che potesse aiutare le persone a dimagrire: in primis me stesso perché, ammetto: il mio primo cliente sono stato io.

Il verbo **dimagrire**, attanaglia tutti e tutti parlano di dimagrimento, diete miracolose, pillole magiche ma poi, all'atto pratico, per quanto si dimostrino progetti e idee geniali, non risolvono i problemi alle persone: **io voglio aiutare le persone a risolvere i loro problemi relativi al controllo del peso in maniera definitiva.**

Per fare questo ho ideato l'e-book "Come combattere la fame nervosa" allo scopo di aiutare moltissima gente che sta soffrendo di patologie legate alla cattiva alimentazione o semplicemente, persone che hanno il desiderio di perdere peso e sentirsi nuovamente belle.

La fame nervosa è un concetto strettamente legato al peso perché mangiare male porta inequivocabilmente a sformare il proprio corpo e di conseguenza danneggiare i pensieri positivi.

Introduzione

In questa guida, tratteremo l'argomento della fame nervosa legata al concetto di dieta. Cercheremo quindi, di comprenderne il significato, scaveremo in profondità per analizzare i motivi che scatenano il raptus incontrollabile che induce a "stramangiare", comprenderemo le dinamiche che attanagliano le persone che ne vengono coinvolte, valuteremo i danni che il cibo "sbagliato" causa al corpo e alla mente ed infine, ti rivelerò la soluzione per aiutarti a risolvere definitivamente questo grave problema.

CHAPTER 1

PERCHE' MANGIAMO (MALE)

Potrebbe sembrare semplicistico e banale spiegare il motivo in base al quale decidiamo di mangiare ma non lo è.

Partiamo dall'inizio. Gli esseri umani mangiano e si nutrono per motivi di necessità primaria, infatti, sistematicamente, ogni 3-5 ore il nostro cervello, avvisato dallo stomaco, invia dei chiari segnali di necessità. Se si oltrepassa la soglia delle 5 ore di digiuno, il segnale di necessità viene convertito in messaggio di urgenza. Il motivo è semplice, per mantenere le funzioni vitali e permettere il funzionamento normale del sistema neuro-vegetativo, il nostro corpo ha bisogno di nutrimento. Il paragone più comune essere umano/nutrimento avviene attraverso la similitudine automobile/carburante. L'automobile per muoversi necessita di carburante e quanto maggiore è la distanza che deve percorrere la nostra auto, tanto maggiore sarà il suo consumo di carburante e quanto maggiore sarà la velocità di crociera, tanto maggiori saranno anche i consumi: come per l'essere umano.

Ciò che, invece, non è paragonabile, quindi differenzia l'essere umano dall'automobile è che, quando è ferma, l'auto non consuma mentre il corpo umano consuma anche a riposo.

Ma noi non decidiamo di mangiare soltanto per nutrire il nostro organismo. Noi mangiamo per abitudine, quando siamo giù di morale, quando ci sentiamo annoiati, quando siamo sotto stress. Purtroppo, la maggior parte delle volte che decidiamo di mangiare, ci facciamo suggestionare dai colori e dalle sensazioni del momento. Così accade che, un semplice caffé con i colleghi, diventi un pranzo di nozze che porterà scompensi durante tutta la giornata, picchi di insulina e, cosa ancora peggiore: sensi di colpa perché sappiamo bene che le torte e la cioccolata ingerita si trasformeranno, verosimilmente in in chili superflui e, ne casi più gravi, anche in patologie.

Tale atteggiamento, in psicologia viene definito "fame emotiva" o "fame nervosa".

CHAPTER 2

COSA SIGNIFICA FAME NERVOSA

Fame nervosa o fame emotiva è la situazione in cui si decide di mangiare per motivi differenti dal bisogno di nutrimento.

Il nostro organismo, infatti, richiede i nutrienti essenziali allo svolgimento delle attività biologiche che noi gli riconosciamo attraverso il cibo. Questi nutrienti, una volta entrati all'interno del corpo, seguiranno un percorso preciso e ben definito.

Pertanto, dopo esserci svegliati al mattino, dopo la prima colazione, il nostro corpo (capitanato dal cervello) si dovrebbe sentire soddisfatto e appagato di quanto appena ricevuto. Tuttavia, sono frequenti i casi in cui il "quartier generale" chiede altro cibo nonostante siano trascorsi pochi istanti dal pasto principale.

Tre sono le motivazioni di tale richiesta:

1. Il pasto era carente di nutrienti fondamentali
2. Cibi con elevato indice glicemico
3. Il nostro cervello lamenta una insoddisfazione emotiva.

Nel primo caso, il nostro governatore ci avvisa che il cibo introdotto non è stato sufficientemente bilanciato. Il ché sta a significare, per esempio, che ci siamo ingozzati di carne, quindi proteine, dimenticandoci di ingerire cibi che apportassero altri nutrienti quali carboidrati, vitamine, fibre, aminoacidi, sali minerali che sono elementi essenziali per il regolare svolgimento delle nostre attività vitali.

Nel secondo caso, i cibi ingeriti, contengono elevato indice glicemico. In parole semplici, abbiamo ingerito delle sostanze che hanno creato un picco elevato per quanto riguarda la produzione di insulina che quasi immediatamente si abbassa e si abbatte come le montagne nei cartoni animati di Wil Coyote e questo potrebbe essere causa, in futuro, di danni alla salute oltre che al sovrappeso poiché, i cibi ad alto indice glicemico favoriscono il ritorno dell'appetito e uno sforzo superiore per essere digeriti.

Il terzo caso, forse il più grave del lotto, rappresenta una carenza slegata dal fabbisogno alimentare. Questa situazione sarà l'elemento centrale di questo e-book. L'insoddisfazione emotiva rappresenta il vero malessere che attanaglia oltre il 60% degli italiani. Il periodo storico in cui ci troviamo ha messo a nudo moltissime lacune del nostro comportamento inteso come capacità di provvedere a noi stessi per il meglio.

CHAPTER 3

IL NOSTRO HABITAT

Il consumismo irrefrenabile, l'offerta continua di prodotti e servizi, la corsa a primeggiare sugli altri stanno accelerando in maniera incontrollabile e pericolosa il sistema vitale. La gente non riesce più a seguire questo ritmo irrefrenabile ma non può sottrarsi, anzi, non vuole sottrarsi per timore di venire tagliata fuori. l'iPhone ha modificato il modo di pensare delle persone perché ha aumentato la reattività e la risposta informatica rendendo smart quello che, qualche tempo prima era movimento lento e naturale. Mentre ci si trova al cinema per guardare un film, si notano moltissime persone che chiedono informazioni relative a quanto proiettato, quanti anni ha l'attore protagonista, se la ragazza del film è sposata oppure single. Tutto questo lo cerchiamo attraverso il nostro smartphone perché ormai abbiamo necessità di realtà aumentata: bisogno di attingere informazioni in tempo reale anche nei momenti di relax e più ci penso e più mi viene alla mente Terminator quando il regista ci permette di vedere ciò che vede il Terminator con informazioni aggiornate e in tempo reale direttamente disponibili e visibili: pazzesco stiamo diventando androidi. Ne consegue uno stress di fondo che non permette al cervello e al nostro corpo di potersi tranquillizzare e rallentare. Lavori sempre più carichi dal punto di vista dell'impegno, nuove tecnologie che devono essere apprese per poter essere competitivi nelle proprie aree di competenza, meno tempo dedicato a se stessi per rilassare mente e corpo a favore di passeggiate presso i centri commerciali che non fanno altro che aumentare il carico di tensione nervosa. A tutto questo si deve aggiungere una non semplice situazione economico-sociale che non dona le opportune garanzie alla gente, che non permette di pianificare il futuro per godersi il presente e che è la causa di seri problemi alle relazioni e soprattutto problemi legati alla salute. Ma il corpo umano se ben educato e formato ha dimostrato un incredibile spirito di adattamento a queste situazioni anzi, più si trova sotto stress e meglio riesce a rispondere. Unica **Conditio Sine Qua Non** che il nostro corpo pretende è quella di essere alimentato bene. Un corpo ben alimentato può raggiungere mete incredibili dal punto di vista del rendimento e dell'adattamento, può superare mille intemperie a patto che possa ricevere tutti i nutrienti fondamentali allo svolgimento delle proprie attività altrimenti, come avviene per una qualsiasi macchina non efficiente: rischia di guastarsi.

INSERISCI QUI SOTTO TUTTE LE VOLTE CHE HAI SALTATO IL PASTO NEGLI ULTIMI 10 GIORNI.

CHAPTER 4

COME FUNZIONA IL RAPTUS ALIMENTARE

Giornata d'inverno, è Domenica e sei a casa, sono le 13.45 e hai appena terminato di pranzare. Non hai programmi per la giornata e nemmeno per la sera. Sei molto stanco e il divano ti appare come una meta comoda e gentile, pronta ad avvolgerti nel tepore del calduccio di casa. Fai un cenno al tuo cagnolino in segno di complicità e decidi di buttartici sopra per riposare il tuo corpo stanco dopo una settimana impegnativa fatta di traffico intenso, centri commerciali stracolmi di gente, clienti pretenziosi e fornitori insensibili.

Accendi la TV e cominci a fare zapping con il telecomando, alla ricerca di qualcosa per cui valga la pena dedicare la tua lieve attenzione ed il tuo riposo. Non trovi nulla di interessante e continui stancamente e allo stesso tempo nervosamente a cambiare canale. Ad un certo punto, scorrendo la lista, trovi quel film, quella commedia che, tanti anni fa, eri andato a vedere al cinema con quel gruppo di amici che ora, quasi, non senti più perché ognuno di voi ha intrapreso una strada differente. Un sorriso malinconico ti avvolge e colora il tuo viso e, decidi di rivedere volentieri questo film.

E' una commedia, te la ricordi a malapena ma sei eccitato e non vedi l'ora di rivedere i protagonisti del movie come se fossero persone care che tornano a farti visita dopo molto tempo. Allora, senza pensarci troppo, ti alzi dal divano, percorri il salone in direzione della dispensa e ti carichi "come un mulo" di patatine, cioccolata, snack, coca cola, caramelle, insomma: ti stai preparando per la guerra. Mentre ti riporti sul divano carico come il quadrupede appena citato, pensi che quando vai al cinema, la situazione è pressoché identica: ciabatte a parte perché, per te, film = mangiare (neuroassociazione negativa).

Ore 13.48, sono trascorsi appena 3 minuti dal termine del pranzo ma tu senti già il bisogno di assaporare quelle "prelibatezze" durante l'evento.

Ore 13,57, hai assaggiato di tutto, ti sei ingozzato e adesso, comincia il classico martirio dovuto a quel leggero reflusso gastro esofageo che si accentua specialmente quando mangi troppo e male. A questo punto, anche il divano che poco tempo prima, sembrava una meta così comoda, si trasforma in acerrimo nemico non permettendo più il meritato relax. Il film, che pareva una benedizione, in questa Domenica oziosa, si trasforma in fastidio per via del tuo nuovo stato d'animo e fisico, inoltre mentre ti appresti ad andare in bagno, ti blocchi di fianco alla bilancia e, senza pensarci troppo, ci sali sopra: ecco la dura realtà: stai male fisicamente, non riesci a riposare nonostante la stanchezza pregressa e come se non bastasse, la sentenza è triste perché dice che **sei grasso (o grassa)!!!**

Possiamo dire, quindi che il raptus nervoso è scaturito più da un movimento automatico che sa di abitudine piuttosto che da un vero e proprio bisogno di nutrirsi.

SCRIVI QUI SOTTO QUALI PRODOTTI DANNOSI PER LA TUA SALUTE SONO PRESENTI IN QUESTO MOMENTO IN CASA TUA.

____

____

____

____

CHAPTER 5

CIBO E NUTRIMENTO - LA TUA AZIENDA PRIVATA

Si parla spesso di demone come di un essere che disturba e che crea dolore alle persone prese di mira. Il demone è una specie di creatura a metà strada tra l'essere divino e l'essere umano pertanto è in grado di comprendere la natura umana (nel bene o nel male) e allo stesso tempo, è in grado di prendersi gioco di noi perché riesce a restare invisibile.

I danni che è in grado di creare, invece, sono molto visibili.

Trattiamo spesso il cibo come un amico, come qualcosa di estremamente positivo e importante per la nostra esistenza. Specialmente per noi Italiani, il significato è ben radicato all'interno delle nostre tradizioni e culture popolari, infatti, non esiste evento dove "il mangiare" non sia presente.

Negli ultimi anni, in molti, hanno iniziato a realizzare libri, video, eventi, conferenze e volte vere e proprie campagne politiche contro il cibo per via dei danni che, secondo loro, potrebbe arrecare al corpo umano (io aggiungo anche alla mente), se utilizzato in maniera impropria.

Io credo che le parole "cibo e nutrimento" siano due cose simili e, allo stesso tempo ben distinte. Il nutrimento è sempre un amico mentre il cibo (che contiene anche il nutrimento) può essere amico, prima di mangiare e nemico, dopo averlo fatto.

Nutrirsi e cibarsi, quindi sono affini e, allo stesso tempo molto diversi ma qual è la nostra visione prima e dopo i pasti?

Come dicevamo prima, il nostro stomaco invia un impulso al cervello avvisandolo che il magazzino sta per esaurirsi. Il Cervello, a questo punto accende l'alert: segnale giallo.

Intanto, predispone il piano B ovvero lo sblocco dei magazzini di riserva per poter continuare l'attività vitale del corpo nel caso in cui non dovessero arrivare materie prime nel magazzino principale.

Durante questo processo, noi siamo avvisati semplicemente, non ci sono controindicazioni, non ci sono manifestazioni eccetto una leggera sensazione di appetito.

Questo sarebbe il momento ideale per rifocillarsi ed evitare che il corpo attinga ai magazzini di riserva: **non lo fa quasi mai nessuno**!

Se decidessimo di mangiare in questo preciso istante, il cibo sembrerebbe tutto uguale, cioè non avvertendo nessuna urgenza, ci limiteremmo a scegliere qualcosa di facilmente digeribile proprio perché la nostra mente non ha avuto tempo e necessità per focalizzarsi.

Riflettici su. Se non hai urgenza, non hai stress e questo avviene in qualsiasi ambito della tua vita.

Cosa accadrebbe se, invece, non ti dovessi cibare entro il periodo utile?

Il segnale giallo di attenzione verrebbe immediatamente convertito in segnale rosso di pericolo e tutte le attività cerebrali convergerebbero su un unico obiettivo: salvaguardare la continuità della vita.

Sembra incredibile ma la nostra parte automatica del cervello cioè quella che governa il nostro organismo senza la nostra approvazione o controllo, non ha a sua volta intelligenza ma esegue meccanicamente e sistematicamente una mansione. Voi penserete che questo non possa essere vero, altrimenti, quando decidiamo di non mangiare, allora, dovremmo morire o interrompere alcune funzioni vitali e questo non accade, perché? La risposta è semplice, la parte automatica che governa il nostro stato neuro-vegetativo si adatta alle situazioni in maniera tale da poter consentire il proseguimento delle attività vitali anche in condizioni non ottimali.

Comunque, nonostante, apparentemente non stiamo arrecando danni al nostro corpo, lo stiamo costringendo a lavorare in condizioni non perfette.

A questo punto, la nostra attenzione comincia sempre più a indirizzarci verso la nostra nuova meta: mangiare. La mente comincia a fantasticare e tutto il mondo cambia forma e prende le sembianze del nostro ristorante preferito. Gli odori diventano profumi, le piante si trasformano in insalata e le persone ci ricordano di quello che abbiamo mangiato a pranzo con loro l'ultima volta. Questo è il momento in cui stiamo per farci del male: la fame è incontrollabile pertanto una volta raggiunto il ristorante, se fossi a lavoro, oppure il frigorifero o la dispensa se ti trovassi a casa, il danno sarebbe evidente ed irreversibile.

Immagina un'azienda in cui dopo le 8 ore di lavoro, al momento del cambio di turno, non fossero presenti i sostituti delle linee di produzione ma si chiedesse agli stessi operai, ormai stanchi, di continuare l'attività fino all'arrivo dei sostituti: cosa succederebbe? L'azienda dovrebbe rincorrere la situazione cercando di sistemarla nel più breve tempo possibile e se la cosa accadesse una sola volta, allora tutto rientrerebbe rapidamente ma se, invece, questo fosse la consuetudine, allora, gli operai comincerebbero a stressarsi, ad abbassare il loro grado di rendimento, si ammalerebbero lasciando i colleghi in ulteriore difficoltà, comincerebbero a protestare, etc…

L'azienda potrebbe causare ritardi nelle consegne, prodotti meno performanti, aumento dei salari per via degli straordinari, etc…

Risultato nel lungo periodo: operai scontenti, stressati e azienda fallita.

Ti assicuro che il nostro corpo non funziona tanto diversamente. Non te ne accorgi, ma spesso chiedi ai tuoi organi interni, ai muscoli, alle ossa, di fare straordinari. Poi, senza motivo, durante una giornata di relax con la tua famiglia, ti ritrovi svenuto per terra e, se hai la fortuna di rialzarti hai persino il coraggio e la presunzione di chiederti il perché.

Adesso prenditi 5 minuti di tempo e scrivi qui sotto cos'hai mangiato nella giornata di ieri e l'orario in cui hai consumato i pasti.

Sveglia
(orario)_______________________________________

____

–

Colazione_______________________________________

____

Spuntino____

____

Pranzo____

____

Merenda____

____

Cena______________________________________

____

–

Altro______________________________________

____

–

Sonno
(ore)______________________________________

____

CHAPTER 6

LA NOIA

Non so se ti sei reso conto che, tutto passa attraverso il nostro cervello ma a breve svilupperemo questo argomento.

Sei sul divano, domenica pomeriggio, nessun programma per la giornata, ti ricordi quanto scritto sopra? Bene. Non ci pensi su un secondo, nonostante tu abbia appena terminato di pranzare, sei pronto a ricominciare ad ingerire schifezze. Ma tu non hai più necessità di mangiare, non hai motivo per alimentare ancora il tuo corpo, la sola sensazione che avverti oggi è la noia: stai mangiando per noia.

Perché succede. Come arriva la noia. Che cos'è la noia.

Il cervello, organo mai realizzato in laboratorio da nessuno e che mai nessuno riuscirà a realizzare in forma artificiale, ha due prerogative di base:

1. svilupparsi e apprendere
2. rallentare

Il nostro comandante cerca sempre di portare a termine questi due compiti ben distinti e, direi anche opposti tra loro. Da quando siamo al mondo mettiamo al primo posto l'apprendimento: non ci fermiamo mai. I bambini sono l'esempio di energia allo stato puro e voglia di apprendere rapida e costante e non è una caso che la maggior parte delle nostre capacità motorie e didattiche siano apprese e sviluppate maggiormente durante il periodo dell'infanzia.

Ad un certo punto, dopo il percorso scolastico, ci ritroviamo adulti e liberi, finalmente!

Liberi di fare e di non fare. Questo è il momento critico cioè è il momento in cui decidi di essere arrivato e non voler più apprendere altre informazioni.

Decidi di non leggere, decidi di non partecipare a seminari e formazioni che potranno servire al tuo lavoro, insomma: decidi di non crescere.

La nostra spugna che qualche tempo prima si riempiva e si strizzava in maniera naturale e velocissima, diventa sempre più secca e comincia a rallentare le funzioni allo scopo (apparente) di preservarsi.

Apparente perché più utilizziamo la materia grigia e più lei si dimostra all'altezza della situazione provocando una risposta positiva allo stimolo di apprendimento e messa in pratica delle informazioni con conseguente aumento del grado di felicità e soddisfazione.

Sta a noi decidere di trovare le giuste sfide che ci permettano di metterci in gioco e di continuare ad apprendere.

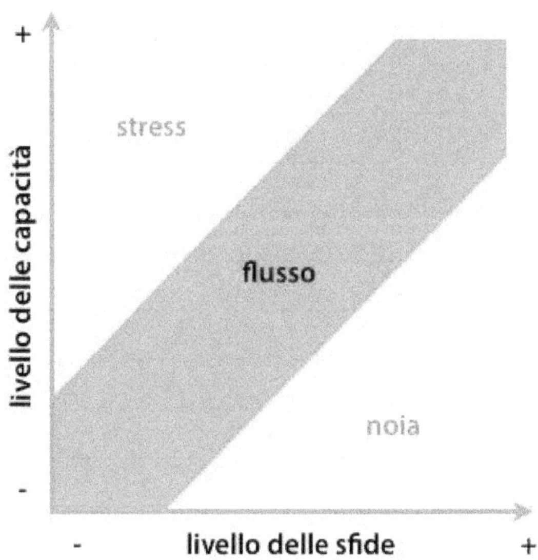

Viene da sé che se riusciremo a trovare le giuste sfide, allora saremo sempre al top.

Se, invece la sfida è troppo poco stimolante, allora ci ritroveremo all'interno dell'area NOIA.

Inserisci qui sotto tutti quei momenti in cui ti senti avvolto dal sentimento della noia.

____

____

Cosa fai in questi momenti? Come trascorri le tue giornate?

CHAPTER 7

LO STRESS

Dai un'occhiata alla figura precedente. L'asse delle ordinate è caratterizzato dal grado di capacità nel mettere in pratica una determinata attività mentre sull'asse delle ascisse, è segnato il livello della sfida.

Durante la nostra esistenza siamo stati abituati ad assumerci responsabilità di ogni genere: dal fare la spesa al supermercato, al decidere di avere un figlio, fino ad arrivare a dire basta al nostro lavoro dipendente per avviare l'attività dei nostri sogni.

Quale che sia la tua sfida oggi, è sempre presente una costante: ti senti abbastanza bravo per affrontarla?

Molte persone che conosco durante i miei corsi mi

dicono di non essere bravi a svolgere un determinato compito, per esempio dipingere un quadro.

Allora io mostro loro un dipinto che ho realizzato personalmente con le bombolette spray che li lascia letteralmente stupefatti.

A questo punto della formazione, accompagno queste persone nell'area esterna dell'edificio che ci ospita e, ognuno di loro si ritrova davanti ad una postazione con al centro un foglio di cartone bianco e delle bombolette spray, appunto.

Iniziamo dalle basi e, insieme dipingiamo questo quadro.

Quando tutti i partecipanti si rendono contro che il loro dipinto è migliore del mio, allora cambia qualcosa in loro. Alcuni, parecchi giorni dopo, mi inviano delle fotografie di Spray Paint favolosi da loro realizzati, il ché sta a testimoniare che, non soltanto si rendono conto di essere capaci ma si innamorano di qualcosa che, qualche tempo prima era sconosciuta e impossibile in base alle loro conoscenze e capacità.

La sfida che all'inizio sembrava tragica perché non era rapportata alla loro conoscenza, si era bilanciata e aveva suscitato in loro la creazione del FLUSSO.

Per quanto riguarda l'alimentazione e il controllo del

peso, il flusso è quella sensazione che ti fa pensare al fatto che tu abbia la possibilità di poter raggiungere il tuo obiettivo nonostante le difficoltà che sicuramente incontrerai.

Una persona che pesa 150 kg e che nella sua vita ha provato a mettersi a dieta centinaia di volte senza riuscirci, si troverà in una situazione di ansia e stress tale per cui non avrà la forza di pensare alle sue capacità ma sarà concentrato e focalizzato sul grado di sfida impossibile da affrontare che lo indurrà a mangiare ancora di più.

L'antidoto allo stress è la preparazione. Più sei preparato, più sei pronto e meno ti farà paura la sfida che dovrai affrontare.

Tanti anni fa ero nel mercato delle telecomunicazioni e quando in Italia approdò l'operatore H3G successe un vero macello perché per attenuare i costi inseriva limitazioni e postille senza senso: situazioni che poi sono state modificate e che adesso non esistono più, infatti H3G è l'operatore mobile italiano con più clienti.

Qualcuno, ancora oggi, tuttavia, ha timore dell'operatore H3G per via di alcuni di quei dettagli che oggi non esistono più ma, senza conoscere gli sviluppi, tronca sul nascere le possibilità di risparmio o di servizio perché non ha informazioni che possano allontanarlo dall'area di stress.

Se per esempio, la stessa persona di 150kg, dovesse partecipare a seminari di informazione o percorsi formativi alimentari, si renderebbe conto che almeno 50 dei suoi chili non sono reali o comunque, sono figli di maleducazione alimentare che con le dovute correzioni (senza sacrifici) porterebbero a risultati incredibili in brevissimo tempo.

Ricorda: l'antidoto allo stress è la conoscenza.

SEGNA TUTTI I MOMENTI DI STRESS CHE TI SONO CAPITATI NEGLI ULTIMI 10 GIORNI E CERCA DI DARNE UNA SPIEGAZIONE.

____

____

____

CHAPTER 8

DIETA E I 5 FATTORI DEL SUCCESSO

Abbiamo provato ad immaginare lo stato d'animo di chi decide di mettersi a dieta, spinto da una motivazione personale che ha fatto crescere in lui l'ambizione di essere di nuovo bello e sano.

A questo punto inizia il percorso che porterà "il paziente" in un terreno inesplorato, colmo di pericoli e di rinunce che sanno di tortura.

Insalata prima, durante e dopo i pasti, 30 grammi di pane di farina di Kamut, 50 grammi di pasta integrale condita con un cucchiaio di olio extravergine d'oliva, 1 uovo sodo, 3 noci, 2 mandorle, 1 yogurt bianco. Il tutto, naturalmente, senza sale e spezie: questa la cena per la sera.

In questo caso, l'individuo, rinuncerà alla solita cena (bistecca alla milanese con patatine fritte con ketchup e maionese e tantissimo pane, budino al cioccolato e panna montata con aggiunta di caramelle alla liquirizia, spuntino di mezzanotte composto da snack Ferrero e patatine San Carlo alla paprika), per passare al menu imposto dalla sua nutrizionista.

Viene da sé che le differenze siano enormi e riuscire a superare indenni i primi 2-3 giorni sarebbe già da considerarsi un vero miracolo.

Qualcuno, tuttavia, riesce a superare questa fase critica, ottenendo importantissimi risultati entro breve tempo.

Queste persone, potenzialmente, porteranno a termine la dieta pianificata.

C'è un ma perché la maggior parte di loro, una volta concluso il periodo, entro breve tempo, riprenderà molto facilmente i kg persi con grande sacrificio per via del fatto che nessuno gli abbia insegnato come si mangia anche fuori da un percorso di dimagrimento perché il dietista ti impone un'alimentazione ma non ti spiega e non ti forma sull'alimentazione.

Quindi, riprendendo le care e vecchie abitudini, si riprenderanno anche i chili (spesso con gli interessi).

Questo sarà causa di eccessivo stress e demotivazione nella vita di queste persone che affronteranno i prossimi periodi di dieta con molte più resistenze che potrebbero portare loro ad arrendersi entro i primi giorni perché l'ostacolo diventa impossibile per via delle convinzioni maturate e imparate in precedenza.

La stima corretta è che, mediamente, una persona inizia una dieta 25 volte nella sua vita (almeno) e la porta a termine 1-2 volte cioè quando esistono le condizioni ottimali e un grado di igiene mentale molto elevato. Sono momenti in cui capita qualcosa di nuovo e cioè che spinge la persona a modificare le proprie abitudini, per esempio nella fase dell'innamoramento, quando conosci una persona nuova e vuoi sembrare migliore e per farlo sei disposto a subire le peggiori torture (diete, cerette, lampade solari, trattamenti estetici, etc…)

Se come raccontano i grandi formatori americani, esistono davvero quelli che vengono considerati **I 5 FATTORI DEL SUCCESSO**, cerchiamo di analizzare se una dieta portata a termine possa considerarsi un successo e se al contrario, una dieta interrotta, possa definirsi un fallimento, cercando di comprenderne i fattori mancanti.

Prima di elencarli, cerchiamo di conoscere cosa siano e da dove siano stati estrapolati.

I fattori del successo sono caratteristiche comuni a molti progetti realizzati e riusciti nella storia umana.

Sono aspetti riscontrati, osservati ed estrapolati dai comportamenti dei fondatori dei progetti di successo presi in esame.

I 5 fattori del successo:

1. **AMBIZIONE** (di voler realizzare qualcosa di grande)
2. **VOLONTA'** (l'azione iniziale che mette in moto il sistema)
3. **PREDISPOSIZIONE AL RISCHIO** (avere le spalle grosse per mettersi in gioco)
4. **DILIGENZA** (rispetto delle regole e dei protocolli compresi orari e mansioni)
5. **PERSEVERANZA** (continuità nonostante precedenti fallimenti o momenti difficili)

Ora cerchiamo di applicare questi fattori alle diete cercando di comprendere se siano più o meno in correlazione per individuare gli eventuali punti critici.

1. Per decidere di metterci a dieta dobbiamo possedere, dentro di noi, AMBIZIONE di essere più belli e più in forma quindi in questo caso, l'ambizione, è certamente uno dei fattori più importanti, forse il più importante perché è l'accensione dell'idea. **(Sicuramente, i motivi di salute non hanno nel loro interno un principio di ambizione ma di necessità e non prevedono un fattore di ambizione, semmai di conservazione).**
2. Se dovessimo decidere di metterci a dieta, dovremo metterci in azione e quindi è la nostra

VOLONTA' che si mette in moto. La volontà è determinante per compiere il primo passo e anche se potrebbe sembrare semplice mettersi in azione, non lo è affatto perché il 99,95% delle idee delle persone nel mondo non vengono messe in pratica.

3. Quando passiamo dalla totale anarchia alimentare ad una dieta ferrea, dovremo prepararci alla battaglia perché le difficoltà saranno enormi e i momenti di "attacco" da parte del nostro cervello saranno continui e incessanti pertanto la PREDISPOSIZIONE AL RISCHIO è un fattore contemplato e determinante.

4. Dieta significa letteralmente regime alimentare corretto, sano e bilanciato e per realizzare un piano ben congeniato bisogna pianificare, creare delle regole e soprattutto rispettare dettami e orari per cui anche la DILIGENZA è necessaria e importantissima.

5. Continuare a svolgere una mansione, un'abitudine positiva, porterà sempre a risultati positivi pertanto, nonostante le difficoltà, anche se i risultati parziali non dovessero essere soddisfacenti, la continuità quindi la PERSEVERANZA è fondamentale anche per la dieta per poter arrivare in fondo e godere dei risultati pianificati.

Adesso cerchiamo di analizzare dove le persone peccano in quanto a fattori di successo.

A parte i motivi di salute, abbiamo riscontrato che l'ambizione è necessaria per lo start iniziale.
Senza ambizione non c'è desiderio quindi non esiste il motivo per cominciare una dieta e gli esseri umani, non riescono a compiere azioni senza una valida motivazione.
L'ambizione è elemento necessario per decidere di iniziare il percorso di dieta.
Per quanto riguarda la questione dovuta alla salute, non sarà l'ambizione a guidare la persona ma la paura delle conseguenze e la paura del dolore causato da abitudini alimentari sbagliate o l'amor proprio (per una percentuale molto piccola) che convincerà il paziente a modificare le abitudini alimentari.

Decidere di farlo non basta, servirà anche l'azione, la **volontà** di agire perché rendersi conto di essere grassi e non accettare la condizione, non sarà sufficiente ad ottenere il risultato di diventare più belli ma dovrà essere accompagnato da un movimento reale verso il cambiamento.
Questo fattore è molto complicato perché implica un vero e proprio movimento del corpo e solitamente, una persona in sovrappeso, è statica e sedentaria e non concepisce il movimento come soluzione dei propri problemi.

Per azione si intende rivolgersi ad un dietologo, svuotare la casa dalle cattive abitudini, sposarsi con il nuovo sistema alimentare.

Il pericolo è il mio mestiere diceva James Bond in uno dei suoi film e proprio di pericoli parla il terzo fattore del successo ovvero la **predisposizione a trovarsi nel mezzo del pericolo**.

Mettersi a dieta non è pericoloso come affrontare la guerra del Vietnam oppure scalare una montagna senza protezioni ma è pur sempre un rischio: il rischio di soffrire.

Il pensiero della sofferenza è esso stesso sofferenza.

Nonostante non si mangi un cibo per diverso tempo, se privato per via di una dieta, quel determinato cibo diventa l'unica fonte di nutrimento per il nostro corpo (e per il nostro cervello): non mangio nutella da mesi ma nello stesso istante in cui mi si vieta, diviene l'unica fonte di alimentazione.

Chi si mette a dieta deve comprendere che potrebbe ritrovarsi insieme agli amici al ristorante preferito, oppure in gelateria o ancora, ad una festa di compleanno dove si dovrà dire di NO alla porzione di torta al cioccolato, nonostante tutti cercheranno di invogliarti e convincerti a mangiarla. Questo perché, per gli altri, non conta quello che stai realizzando perché non comprendono i tuoi sforzi (anche perché molte persone godono quando fallisci nel tuo progetto) ma questa volta non sarà così, sei d'accordo?

Dieta significa, quindi, regole fisse e orari da rispettare senza sgarrare: mai.

La **diligenza** nel compiere le azioni in questo determinato periodo può fare la differenza tra tentare e riuscire.

Saltare un pasto o modificare a piacere la tabella significa uscire dal copione e questo porterà sicuramente all'interruzione prematura quindi al fallimento.

Il quinto e ultimo fattore è importante come gli altri ma è quello che più d'ogni altro è determinante per portare a termine la dieta come qualsiasi risultato nella vita.

Esistono persone che cambiano spesso attività. Non per evolversi, non per stimoli ma perché le attività precedenti non hanno dato loro soddisfazioni.

Lo sconforto, i momenti di difficoltà, le situazioni demotivanti, fanno parte del percorso umano, aziendale, relazionale, insomma fanno parte del mondo.

La **perseveranza** è il vero motivo per il quale tutto e ripeto tutto non continua (tutto inteso come situazioni catalogate oggettivamente come funzionanti come per esempio la dieta).

Quindi perché le diete non funzionano?

Perché mancano uno o più fattori mentali e comportamentali necessari al raggiungimento dell'obiettivo.

Ambizione - sempre presente.

Volontà - presente per chi inizia.

Predisposizione al rischio - fattore di pericolo per via dei pensieri della nostra mente.

Diligenza - fattore di serio pericolo per via degli orari, delle regole da seguire, delle abitudini e delle frequentazioni.

Perseveranza - fattore di super-serio rischio per via dei risultati conseguiti che se non saranno in linea con l'idea di dimagrimento, potranno portare ad interrompere il percorso.

VALUTA QUANTO I FATTORI DEL SUCCESSO SONO PRESENTI DENTRO DI TE, NELLE COSE CHE FAI E NEGLI OBIETTIVI CHE PIANIFICHI (segna con una crocetta il tuo livello dove 1 è da considerarsi poco presente e 5 molto presente all'interno del tuo modo di essere e di come fai le cose nella tua vita).

NEL LAVORO

AMBIZIONE

1   2   3   4   5

VOLONTA'

1   2   3   4   5

PREDISPOSIZIONE AL RISCHIO

1   2   3   4   5

DILIGENZA

1   2   3   4   5

PERSEVERANZA

1   2   3   4   5

NELLO SPORT

AMBIZIONE

1   2   3   4   5

VOLONTA'

1   2   3   4   5

PREDISPOSIZIONE AL RISCHIO

1   2   3   4   5

DILIGENZA

1   2   3   4   5

PERSEVERANZA

1   2   3   4   5

DIETA E ALIMENTAZIONE

AMBIZIONE

1   2   3   4   5

VOLONTA'

1   2   3   4   5

PREDISPOSIZIONE AL RISCHIO

1   2   3   4   5

DILIGENZA

1   2   3   4   5

PERSEVERANZA

1   2   3   4   5

CHAPTER 9

SAZIAMENTO E SAZIETA'

Conosco tantissime persone che decidono di mettersi a dieta. Questo accade per via del loro bisogno di sentirsi più sani e più belli anzi, più belli e più sani perché l'estetica è una motivazione molto forte.

La prima cosa che si fa quando ci si mette a dieta è NON consultare un esperto ma realizzare la classica DIETA FAI DA TE.

Questo, oltre a dimostrarsi estremamente pericoloso è anche molto poco saggio.

Ci sono cose che ci vengono naturali come parlare, cantare, camminare, correre, mangiare. Le persone, la maggior parte almeno, non credono sia importante essere aiutati per svolgere un'attività che a loro riesce naturalmente.

E via alle diete su internet: dieta Dukan, dieta del dottor Planck, dieta della luna, dieta dei gruppi sanguigni, dieta del gelato, etc…

I risultati sono straordinari perché il 100% di chi decide di seguire questo tipo di alimentazione (la maggior parte dura 15 giorni), ottiene un risultato immediato e visibile entro il periodo ma il vero risultato si evince dopo qualche mese cioè con il recupero dei chili persi, scompensi fisici (soprattutto mentali), stress per non riuscire ad essere belli che come conseguenza ha il ritorno a mangiare male, per nervoso o per noia.

Inoltre, essendo percorsi alimentari molto drastici creano un'emozione di paura nel pensare di **ri**-affrontarli nuovamente.

Quando ci rivolgiamo al fai da te, la prima regola è eliminare i carboidrati (essenziali per il regolare svolgimento delle attività vitali) e abbuffarsi di verdure: è come se volessimo costruire la casa partendo dalle piastrelle e per quanto siano belle e caratteristiche, le piastrelle sono molto importanti ma al momento giusto.

Così, i pasti sono composti quasi esclusivamente di verdure che danno un senso di sazietà ma soltanto il senso perché non siamo sazi. Ecco che oggi, inseriremo nel nostro vocabolario due nuovi termini: **saziamento e sazietà**.

Per saziamento, si intende l'atto di riempire lo stomaco mentre per sazietà intendiamo il riempire lo stomaco con i nutrienti necessari allo svolgimento delle attività vitali.

Così, due persone che riempiono il proprio stomaco, si potrebbero ritrovare in condizioni estremamente diverse cioè, la prima raggiungerà lo stadio di saziamento causando in lui la necessità di ri-mangiare entro breve tempo mentre l'altra avrà raggiunto lo stadio di sazietà, il ché significa che il suo corpo è stato alimentato bene non necessitando integrazioni.

CHAPTER 10

LE ABITUDINI (CATTIVE)

Mi chiama un collega di lavoro che ha assoluta necessità di parlarmi oppure un caro amico che torna in città e desidera farmi visita: che si fa?

Ci vediamo al bar, aperitivo al bistrot, cenetta al ristorantino messicano, etc…

La morale è che siamo abituati a svolgere determinate azioni in compagnia di un aperitivo, di un panino o di una birra.

D'altro canto, quando vuoi invitare una ragazza ad uscire, non le chiedi mica di trovarvi a casa tua, giusto? La inviti ad un cinema oppure a cena: tutti luoghi molto pericolosi per chi pratica la sana alimentazione per via delle rarissime attività commerciali improntate sul mangiare bene.

Le abitudini sono il vero nemico alla nostra forma fisica e salutare.

In psicologia si definiscono NEURO-ASSOCIAZIONI quelle situazioni in cui un cosa te ne fa venire in mente un'altra correlata ma assolutamente sciolta e senza fondamenti.

Esempi di neuro-associazioni comuni:

Cinema-PopCorn Carro-Armato Panino-Imbottito Cane-Lupo Guardie-Ladri   Caffé-Pausa   Divano-TV

Addirittura le associazioni sono diventate parole di uso comune tipo APERICENA: l'aperitivo è alle 19,30 mentre la cena sarebbe alle 22,00 quindi troviamoci alle 21,00 e facciamo tutto insieme, MAH!

Ma qual è il significato di tutto questo? Se ho voglia di vedere un amico, ho voglia di trascorrere del tempo con lui oppure ho voglia di essere accompagnato da lui a cena?

Siccome ho piacere della sua compagnia, d'ora in poi, deciderò di trascorrere il tempo a disposizione passeggiando sul marciapiede di un parco oppure correndo insieme per qualche minuto. Faccio parte di un gruppo Whatsapp che prende il nome di BANDA. All'interno sono presenti i miei migliori amici e ogni tanto, qualcuno, più malinconico decide che è arrivato il momento di rivedersi. Dove? Al ristorante.

Risultato: nessuno riesce a godere a pieno del piacere di esserci ritrovati perché il caos, la musica e il cameriere che prende l'ordinazione (POVERO, FA IL PROPRIO LAVORO), non permettono di dialogare come converrebbe.

Pensate anche al pranzo o alla cena, quando, una volta terminate le portate, ci guardiamo intorno e cerchiamo con lo sguardo il premio di fine pasto. Che si tratti di frutta, di un quadrettino di cioccolata oppure di una porzione di tiramisù, stiamo per farci del male, però, il dolce a fine pasto non può mancare.

E non dimentichiamoci del formaggio. Sembra un ospite poco gradito perché da quando entra all'interno del nostro frigorifero, non vediamo l'ora di terminarlo quindi, dopo ogni pasto, una scaglia di grana padano non deve mai venir meno.

Un posto speciale, nel cuore di noi italiani è riservato al caffè. Lungo, ristretto, macchiato, ginseng, orzo in tazza grande, americano: quanti ne assumiamo ogni giorno? Tanti, troppi!

Un caffè con un punto di domanda alla fine ha un significato talmente ampio che nemmeno l'università M.I.T. di Boston è riuscita a trovare la risposta.

Un caffè? Lo usiamo per invitare qualcuno ad uscire con noi, per proporre una pausa, per discutere di un progetto di business: davvero per tutto.

Ma il caffè, sebbene ricco di nutrienti importanti per il nostro corpo, in quantità esagerata può causare molti problemi.

Quindi, le abitudini (sbagliate), sono il vero malessere in tutto quello che facciamo nella vita, specialmente quando si parla di alimentazione.

Se rifletti bene, tutte le volte che nella tua vita hai ottenuto dei risultati importanti in momenti complicati è capitato quando, le abitudini, le hai modificate.

FACENDO SEMPRE LE STESSE COSE OTTERRAI
SEMPRE GLI STESSI RISULTATI.

(A. Einstein)

SENZA NUOVE INFORMAZIONI NON HAI LA
POSSIBILITA' DI CAMBIARE LE COSE

(M. Scravaglieri)

INDICA TUTTI I POSTI IN CUI VAI DI FREQUENTE
E DOVE MANGI CIBO DANNOSO

____

____

____

____

____

____

____

____

QUANTI CAFFÈ' BEVI OGNI GIORNO?

PER PIACERE PERSONALE______________________

PER COMPAGNIA__________________________

CHAPTER 11

LA SPESA

La spesa è una di quelle faccende che ha importanza vitale per noi italiani.

Andare a fare la spesa è un'azione che compiamo regolarmente quasi tutti i giorni.

Pane, acqua gassata, polpa pronta, spaghetti, frutta e verdura, etc…

Ogni italiano va a fare la spesa, mediamente 250 volte l'anno.

Il supermercato è il posto più frequentato in assoluto.

Ma tu sai come fare la spesa? Ti prepari o ti lasci ispirare dai profumi e dalle tue sensazioni? Ti presenti preparato all'interno del supermercato oppure, una volta all'interno, prendi il cellulare e chiedi istruzioni alla mamma oppure al tuo compagno?

Saper fare la spesa è un'arte. La maggior parte delle persone che hanno problemi economici, possiede una cattiva gestione in termini di spesa.

Ma da dove parte la spesa?

Per qualcuno, la spesa parte dal supermercato, per altri dalla ricetta e dai prodotti necessari per realizzarla. Per me, la spesa parte dall'agenda. La mia agenda mi ricorda gli impegni della settimana e di conseguenza, mi indica quanto sforzo dovrò impiegare per realizzare i miei obiettivi, se sarò spesso fuori casa, se dovrò praticare attività sportive. In questo caso, potrò calcolare i nutrienti che il mio corpo avrà bisogno per svolgere le attività vitali e per farmi star bene.

Se partirò dalla voglia di pasta, allora non potrò valutare se sarà il nutrimento necessario, invece, se la mia analisi inizierà da quante energie avrò bisogno per affrontare la mia giornata lavorativa, familiare e sportiva allora potrò comprendere i nutrienti specifici per portare a compimento la mia giornata e dare al mio corpo le risorse necessarie.

Il 95% delle persone non è in grado di pianificare la

spesa.

In questo caso il dietista o il dietologo sono un'ottima risorsa poiché ti indirizzano verso un piano alimentare bilanciato anche se non completamente istruttivo e formativo: hanno timore di perdere la loro autorevolezza e importanza e soprattutto, hanno paura che la tua preparazione possa fargli perdere qualche cliente perché potresti essere tu colui o colei che darà le indicazioni ai tuoi amici anziché consigliargli il professionista.

La dieta , il controllo del peso, la fame nervosa, nascono e dipendono da una buona spesa.

TI SVEGLI MAI DI NOTTE PER MANGIARE?

SI   NO

HAI UN CIBO OPPURE PIU' CIBI DI CUI NON RIESCI FARE A MENO?

____

____

____

____

____

____

CHI SI OCCUPA DI FARE LA SPESA E PERCHE'?

____

____

____

____

____

____

DURANTE LA SPESA SEGUI LA LISTA OPPURE TI
FAI GUIDARE DAI SENSI?

____

____

___

CENA A CASA OPPURE AL RISTORANTE?

____

_

CHAPTER 12

LE SOLUZIONI FINO AD OGGI

Siamo quasi arrivati al termine di questo e-book e, dopo una comprensione del quadro mentale che ci spinge a compiere determinate azioni, è arrivato il momento di parlare di soluzioni.

Ma prima di svelarti la mia soluzione che cambierà per sempre le tue convinzioni e che ti permetterà di risolvere i tuoi problemi legati all'alimentazione, siano essi problemi di controllo del peso oppure problemi di salute, voglio parlarti delle soluzioni oggi in commercio.

Io NON sono un Guru che ti spiegherà come diventare più bello, più in forma e finalmente sano in 7 giorni grazie ad un nuovo ritrovato dell'università dell'Oklahoma ma ti indicherò una soluzione provata e testata direttamente da centinaia di persone che finalmente hanno ritrovato il proprio star bene.

Ma come ci approcciamo alla fame e quindi alla dieta intesa come regime alimentare sano e bilanciato?

Tutte le persone hanno necessità di alimentarsi. Il 10% di loro si nutre mentre il 90% cioè la stragrande maggioranza mangia semplicemente e decide di trattare il cibo sotto la sua forma emozionale scegliendo il cibo in base ai momenti e alle situazioni. Di conseguenza, una vetrina ben allestita oppure un hamburger strabordante di salse sarà per loro il pasto azzeccato. Viene da sé che, per queste persone, i danni saranno enormi dal punto di vista fisico e specialmente emotivo.

Partiamo dal presupposto che privare equivale a desiderare. E' naturale che se oggi, potessi scegliere di restare a casa a riposarti per due settimane invece di andare a lavoro (senza conseguenze di nessuna natura), ringrazieresti le divinità in cui credi per averti permesso il meritato relax. Se invece fosse il medico a importi di restare a casa per due settimane di fila per riprenderti da un malanno, allora, la situazione sarebbe molto diversa. Cominceresti a pensare al tempo che stai sprecando senza poter fare nulla, chiederesti spiegazioni cercando di comprendere eventuali alternative e, dopo tutte le paturnie del caso, ti sentiresti come un carcerato agli arresti domiciliari. Avviene la stessa cosa quando ti metti a dieta e non hai controllo sulla tua alimentazione perché nel momento stesso in cui decidi di eliminare tutte quelle prelibatezze (alias schifezze), il tuo cervello comincia a pensare soltanto a loro.

Ecco le soluzioni che il mercato ha pensato per noi:

- DIETA FAI DA TE
- DIETA CONTROLLATA
- SPORT
- NETWORK MARKETING
- DIETA ALLA MODA
- MODA ALLA DIETA
- PILLOLA
- CENTRO DI DIMAGRIMENTO

La dieta fai da te è la soluzione che le persone mettono in atto dopo un trauma. Solitamente è la reazione alla prova di un vestito, ad una serata trascorsa sul water per via delle schifezze ingerite, alle emorroidi, alla carie, ai dolori viscerali. Dura da Natale a Santo Stefano ed è assolutamente mortificante per il cervello. Non ha alcuna programmazione, tantomeno un obiettivo chiaro se non l'etereo "bisogno di dimagrire".

La dieta controllata è lo strumento migliore che il mercato possa offrire perché prevede un consulto e un periodo di collaborazione con un professionista del settore dell'alimentazione. Consiste nel farsi prendere in cura da parte di un dietista (o nutrizionista nei casi più sfortunati perché non ha alcun titolo universitario) che in seguito ad un consulto, elabora per te un piano alimentare sano e bilanciato. I pro sono evidenti perché essere seguiti da un professionista del settore, limiterà i rischi e aumenterà la possibilità di raggiungere il risultato. I contro sono i costi da sostenere per le visite ricorrenti e la necessità di diligenza assoluta nel rispetto del piano alimentare.

Lo sport è una dieta senza la dieta perché molte persone sono convinte che per dimagrire occorra correre. La relazione sport-peso forma ha per loro un significato determinante perché è palese che tutti gli sportivi siano magri e belli. Ci sarebbe del vero nel ragionamento se tralasciassimo che uno sportivo professionista si allena 8 ore al giorno a 100km/h mentre tu, corri per 40 minuti alla velocità del bradipo. Il risultato sarà devastante perché nonostante "la fatica", non modificando l'alimentazione, non si otterranno risultati.

Il network marketing è un mondo a sé dove le persone si trasformano in angeli e volano sul mondo per aiutare gli altri. Alcuni di questi network hanno come oggetto il benessere e la salute come per esempio Herbalife: un colosso che è uno dei sistemi multilevel marketing più importanti al mondo. Un'azienda che, grazie al passaparola retribuito, è diventata una delle realtà più importanti. I prodotti offerti sono integrazioni/sostituzioni dei pasti mediante l'utilizzo di prodotti naturali che permettono alle persone di ottenere risultati soddisfacenti e soprattutto duraturi. Herbalife è forte per due motivi:

Autoconsumo e Guadagno.

Il sistema prevede l'acquisto e il consumo continuativo dei prodotti uniti ad un guadagno diretto che deriva dai proventi che l'azienda ti permette di guadagnare grazie al tuo lavoro di divulgazione del sistema. Risultato: perderai tutti gli amici fino a quando smetterai di andare in giro con la spilletta "coach del benessere".

La dieta alla moda è quella soluzione che gira su internet, nei blog, nei giornali. E' una dieta miracolosa che porta risultati strepitosi in brevissimo tempo. Solitamente è accompagnata da una motivazione logica che la rende apparentemente valida e da uno slogan che penetra direttamente nel cuore.

La dieta del dottor Planck, di cui sono stato (purtroppo) un cultore, è una dieta ipercalorica che prevede la quasi eliminazione di carboidrati e zuccheri. Dura 14 giorni e garantisce la perdita del 10% del peso entro due settimane.

E' vero: funziona però, dopo breve tempo, per magia si ritrova il peso smarrito e il mio calcolo alla cistifellea è una delle conseguenze, imputabili alla dieta, che mi sono ritrovato come regalo.

Oltre alla dieta di Planck, la dieta Dukan, la dieta della luna, la dieta dei gruppi sanguigni, la dieta del gelato, la dieta delle 24 ore, etc…

Diete utili se devi entrare in un vestito ma che, a lungo termine porta a risultati devastanti per il corpo e per la mente e soprattutto non ti insegna un'H di come si debba mangiare.

La moda alla dieta (scusate il gioco di parole) è il tuo amico o la tua amica che, appena scopre che ti sei messo a dieta, ti chiede tutte le informazioni per poterla praticare anche lui o lei. E' la novità che si deve provare assolutamente perché esistono persone costantemente a dieta, anche se non lo sono realmente.

La pillola magica (di cui sono stato un SUPER CULTORE), è la soluzione che viene utilizzata quando sei letteralmente disperato. Basta un poco di zucchero e la pillola va giù...cantava Mary Poppins nel celebre movie. La pillola promette di dimagrire senza sforzi e mangiando tutto quello che si vuole. In tv, era famosa la pillola GIORNO e NOTTE che non ho problemi ad ammetterlo: non funzionava assolutamente.

Ma anche la pillola magica ha un pro: è un elemento che permette di focalizzarsi, permette di pensare che stai cercando di migliorare la qualità della tua vita e quindi, contemporaneamente decidi di accompagnarla ad una dieta (più o meno fai da te) o comunque ad un'alimentazione meno dannosa e che quindi ti fa pensare che, forse, non sia proprio una bufala, ma in realtà lo è.

Il centro di dimagrimento è una situazione **"force"** per chi desidera perdere peso. Se avete visto 7 chili in 7 giorni, con le dovute proporzioni, vi renderete conto di cosa si tratta. Solitamente è una clinica o una residenza dove, le persone in sovrappeso, vengono accolte e accompagnate nel processo di dimagrimento.

E' una soluzione forzata e pesante che funziona ma che ha costi esorbitanti e necessità di tempo, inteso come settimane e a volte mesi da dedicare.

In ultima analisi, il comun denominatore è la sofferenza che l'alimentazione (sbagliata) provoca al nostro cervello. Quale che sia il percorso alimentare che hai intenzione di affrontare, ti causerà enormi problemi e ripercussioni. Se sei una persona che lotta contro il sovrappeso, sei una persona "maleducata" in termini di alimentazione quindi non abituata a regolarti nell'assunzione di cibo e pertanto, la parola dieta, per te, significherà sempre rinuncia.

SCRIVI QUANTE VOLTE TI SEI MESSO A DIETA NEGLI ULTIMI QUATTRO ANNI

2019______________________

2018______________________

2017______________________

2016______________________

IN BASE ALLA TIPOLOGIA DI DIETE SPIEGATE

IN QUESTO CAPITOLO, QUALI TIPI DI DIETA TI CONTRADDISTINGUE E PERCHE'?

____

____

____

____

____

____

____

____

____

____

____

QUANTI KG HAI PERSO NELLE ULTIME DUE DIETE?

PESO INIZIO DIETA 1_________PESO FINALE___________

PESO INIZIO DIETA 2_________PESO FINALE___________

QUANTO PESI IN QUESTO MOMENTO?

KG_______

QUAL E' IL TUO PESO FORMA SECONDO TE?

KG________

CHAPTER 13

IL CIBO PROVOCA DIPENDENZA E COME TALE ANDREBBE TRATTATO

Sei arrivato fin qui, significa che ci sei quasi. Non mollare perché tra poco ti darò la vera soluzione a tutti i tuoi problemi. Con te sono stato sincero e non sarebbe potuto essere altrimenti: non si scherza con il cuore delle persone. Penso che tu abbia capito che la mia è una vera e propria testimonianza: testimone come colui che ha provato di tutto per raggiungere il peso forma.

Come ti ho detto all'inizio dell'e-book mi sto occupando di un progetto che aiuterà le persone vittime del gioco d'azzardo. Il gioco è davvero un brutto male perché, non soltanto distrugge la vita a chi ne è affetto ma soprattutto alle persone a lui care.

Ma quale dipendenza non distrugge il corpo e la mente delle persone?

Gioco, alcool, fumo, droga e non per ultimo il cibo, sono situazioni che possono causare dipendenza patologica. Certo, essere dipendenti di cioccolato non è grave come essere dei tossicodipendenti oppure degli alcolizzati perché l'oggetto non risulta così dannoso ma la parola dipendenza è essa stessa mortale per il cervello ancora prima che per il corpo. Dipendente significa dipendere, pendere da. Pendere da una sigaretta o da una bottiglia di Whisky, come pendere dalle patatine fritte o dal budino al cioccolato è sempre un subordinare noi stessi alla volontà di qualcosa che ha potere su di noi.

"Io mi vergogno a pensare che un barattolo di nutella possa avere potere su di me e voglio e devo fare qualcosa".

La psicologia, la psicoterapia e la medicina affrontano la questione dipendenza in maniera molto seria, definendola, appunto, patologia.

Sono moltissimi, nel mondo, gruppi di aiuto a chiunque fosse affetto da qualsivoglia dipendenza.

Ma come viene affrontato il problema della dipendenza? Se chiedessi aiuto, come potrei essere aiutato?

La dipendenza, sotto qualsiasi forma essa si presenti, è una questione molto seria e delicata. Essere dipendenti significa soffrire e chi soffre non riesce a vivere bene la propria vita.

Supponiamo adesso di parlare di alcool. Per me che sono quasi astemio eccezion fatta per il vino buono durante le ricorrenze, è inconcepibile anche solo pensare di risolvere i miei problemi o evitarli attaccandomi ad una bottiglia di birra, di vino, di grappa, etc…

Ma, soltanto in Italia, sono più di 1 milione le persone che sono vittime di questo grave problema e 3 milioni a rischio (borderline): il 5% della popolazione, incredibile vero?

Domanda: Come trattare un caso di alcolismo patologico?

Risposta: Interrompendo il consumo di alcool!

Semplice, aggiungo.

Il dottor Matteo Pacini lo definisce così: l'alcolista è colui che non riesce a gestire l'alcol secondo una modalità intenzionale, ma ne subisce gli effetti, con un bere che non risponde più ad un progetto, ad un piacere, né alla ricerca di effetti utili.

Quindi eliminare la causa, cancellerà l'effetto che produrrà enormi scompensi ma che se portato a termine salverà la vita.

Ed ecco la soluzione finale:

Se dovessimo trattare il problema del cibo come una dipendenza ecco che per eliminare la fame nervosa, dimagrire veramente e non avere mai più problemi legati alla cattiva alimentazione bisogna **SMETTERE DI MANGIARE**. STOP

HAI MAI SOFFERTO DI DIPENDENZA?

SI   NO

SE SI' QUALE TIPOLOGIA DI DIPENDENZA?

____

____

__

CONOSCI QUALCUNO CHE SOFFRE DI DISTURBO DA DIPENDENZA E IN QUALE SITUAZIONE SI STA RITROVANDO IN QUESTO MOMENTO?

____

____

____

___

QUAL E' IL TUO POSIZIONE (PARERE) CIRCA LA DIPENDENZA?

____

____

____

___

CHAPTER 14

LA SOLUZIONE DEFINITIVA

Se questo e-book fosse terminato al capitolo 13 saresti certamente rimasto senza parole, non perché il finale debba sempre essere pirotecnico bensì perché non avrei mantenuto la mia promessa cioè quella di aiutarti a risolvere i problemi legati alla cattiva alimentazione.

Ma non è così, questo e-book comprende 14 capitoli e per il gran finale ho pensato per te ad una cosa soltanto: la tua soddisfazione.

Fino a poco tempo fa non sarebbe potuto accadere ma oggi, con lo sviluppo delle tecnologie e la creatività delle persone che spinge a mille, sarà realtà.

Dicevamo che le persone hanno difficoltà a fare la spesa per incapacità di programmazione e, allo stesso tempo, per guarire un individuo affetto da dipendenza, la soluzione sarebbe evitare l'oggetto stesso della dipendenza che, nella fattispecie è il cibo. Ma come potrebbe mai succedere che l'essere umano possa eliminare per sempre il mangiare? Infatti non è possibile. Possiamo eliminare il vino, il grano o la coca cola ma il cibo, in generale, no.

Allora potremmo creare dei corsi che aiutino le persone a migliorare il proprio rapporto con l'alimentazione ma la soluzione sarebbe troppo lunga da attuare e, a questo punto, tanto varrebbe avvalersi delle competenze di un dietista che, però, non potrebbe monitorarti in tutto ciò che fai.

Ma ecco la soluzione che permetterà alla tua vita e alla tua essenza di rinascere davvero

Ci siamo.

Come promesso è arrivato il momento di svelarti la vera soluzione al problema della fame nervosa e del sovrappeso

Ecco la soluzione ai problemi alimentari del mondo:

"DIET DELIVERY"

La soluzione ai problemi di sovrappeso, ai disagi fisici

causati dalla cattiva alimentazione è la dieta a domicilio (DIET DELIVERY)

Ma che cos'è la dieta a domicilio?

La Stampa di Torino ha realizzato un articolo sulle diete a domicilio, trattando esclusivamente la comodità quale motivo fondamentale. Ma la comodità è uno dei moltissimi aspetti a favore delle diete a domicilio. In questo e-book abbiamo trattato un aspetto molto più delicato e importante.

Questo il link dell'articolo dell Stampa:
http://www.lastampa.it/2018/01/09/societa/addio-spesa-e-fornelli-la-dieta-a-domicilio-per-chi-non-ha-tempo-Uw4lKnL0tupAh0fm1kNJ3H/pagina.html

NB. Tengo a precisare che non ho alcun rapporto commerciale o personale con nessuna azienda che fornisca questo tipo di prodotto ma , in relazione al problema della fame nervosa ho verificato di persona il funzionamento tanto da indurmi a scrivere questo libro.

Come funziona la dieta a domicilio:

In tutta Italia stanno nascendo realtà che ti portano il cibo a casa.

Si tratta di un servizio molto serio che ti dà l'opportunità di avvalorarti della consulenza della loro dietista (esperta) prima ancora di elaborare un piano alimentare, compilare un questionario sulle tue abitudini, quindi scegliere l'obiettivo e goderti il risultato in totale comodità.

A Milano c'è Diet-to-go sito internet www.diet-to-go.com che è la prima realtà approdata in Italia. Essendo io di Torino, non ho potuto testare il loro servizio **classic,** però dando un'occhiata alle recensioni che sono molto buone e confortanti, mi sembra davvero un ottimo servizio.

Ma Diet-to-go ti può raggiungere in tutta Italia grazie al servizio unico nel suo genere che prende il nome di **Servizio per Te.**

A torino ho avuto la possibilità di testare un servizio che è stata per me una rivelazione perché da quando li ho conosciuti mi si è aperto un mondo.

Per quanto riguarda questo servizio, ho avuto il piacere di conoscere i fondatori, di provare il prodotto e a mia volta di consigliarlo perché, mi ha aiutato a risolvere tutti i problemi legati alla cattiva alimentazione.

Purtroppo per via degli enormi costi sostenuti per il

laboratorio e, ahimè una cattiva pianificazione aziendale, l'attività ha cessato ma la qualità delle persone in laboratorio e l'amore dimostrato mi avevano davvero conquistato.

La diet delivery elabora per te e con te, un piano alimentare bilanciato a seconda delle tue caratteristiche fisiche, revisionato dalla sua dietista e pronto all'uso.

Diet to go è l'azienda più grande in tal senso ed è presente in tutta Italia grazie ad un servizio di spedizione e consegna molto efficiente

Come funziona.

Una volta approdato sul sito di Diet to go non dovrai far altro che:

- compilare il questionario
- scegliere il tuo obiettivo di peso potendo scegliere fra le scelte disponibili
- scegliere il programma alimentare con cucina tradizionale, vegetariana o gluten free
- acquistare direttamente online
- Diet to go va a fare la spesa per te
- gli chef di Diet to go si metteranno al lavoro per cucinare i tuoi pasti
- tutti i pasti della giornata ti verranno consegnati

freschi direttamente a casa tutti i giorni dove ogni pasto è sigillato all'interno di contenitori da riscaldare nel forno tradizionale oppure nel microonde.

Qualità del prodotto: Eccellente. Anzi di più perché ricevendo il box la sera, consumerai i pasti il giorno seguente quindi, la qualità del cibo, la cura della cucina, viene messa in risalto da questo particolare.

Diet to go permette la prova di un giorno intero del servizio per rendersi conto del funzionamento e della assoluta qualità.

Prezzi: Tasto dolente (o forse no).

Essendo un servizio realizzato da un'azienda che ha lo scopo di fare utili, il servizio, data la qualità del prodotto, ha un prezzo importante ma il serio rischio di ammalarsi e di rimanere brutti è certamente più caro rispetto al costo del servizio.

Ogni volta che io andavo a fare la spesa, il costo che Diet to go chiede per un giorno mi bastava soltanto per la cioccolata e le caramelle che contribuivano soltanto al mio star male, alla mia insoddisfazione e che non mi facevano vivere una vita gratificante. Oggi, non dovrai più pensare a cosa ci sarà per cena o per colazione, e non dovrai più scervellarti per fare la spesa senza più a rischiare di spiluccare fuori pasto perché il frigorifero è vuoto e la dispensa pure.

Però, a mio avviso, si dovrebbe scegliere di utilizzare questo servizio per un tempo medio cioè fino alla comprensione di come e cosa bisogna mangiare in maniera tale da non doversi più svenare per riuscire ad acquistare tale servizio. In altre parole sfruttare le conoscenze del diet delivery per farle proprie e appena possibile metterle in pratica andando a risparmiare molti soldini.

Io ho dovuto ammettere di avere un problema che mi attanagliava però non mi sono arreso alla mia dipendenza ed ho cercato di affrontarla intelligentemente.

Quando la domenica sono a pranzo in famiglia oppure a cena con gli amici, mi sento libero di poter mangiare quello che desidero riuscendo a vivere il cibo con più gratificazioni perché oggi me lo posso permettere poiché mangiando bene 5 giorni alla settimana, il weekend è divenuto lo strappo alla regola e non più la consuetudine.

Il diet delivery ha modificato i miei pensieri e il mio modo di vedere il mondo e tutti i dietisti, dietologi e nutrizionisti dovrebbero consigliarlo ai propri pazienti "maleducati" perché potrebbe davvero salvare la loro vita.

Naturalmente i benefici della dieta a domicilio non sono soltanto riferiti all'educazione alimentare ma siccome lo scopo di questo libro (anche in formato digitale e-book) è quello di aiutare chiunque non riesca a controllare la fame arrivando a farsi del male, non desidero parlare di tutti gli altri aspetti positivi del sistema diet delivery che sarebbe adatto per esempio agli sportivi, a chi non ha tempo e voglia di cucinare e sono certo che sul sito di **diet to go** si troveranno le le informazioni a riguardo.

Eccoci qui, la Diet Delivery è la vera soluzione al male della cosiddetta ignoranza alimentare che però non deve in nessun caso rimanere all'interno della tua vita ma **devi** muoverti nella direzione della cultura nutrizionale per prendere coscienza della meraviglia del cibo (quando lo sai usare) perché il peso ma soprattutto la tua salute non siano più un problema da risolvere ma un elemento potenziante all'interno della tua sfera vitale.

Ho desiderato raccontare la mia esperienza personale affrontando il complicato tema della dipendenza da cibo e questo libro termina qui. Mi auguro di non aver deluso le tue aspettative e di aver mantenuto la mia promessa che non è mai stata quella di risolvere la tua vita in pochi istanti perché, come ho scritto poco sopra, non sono un Guru ma una persona che ama la vita e desidera poterla godere fino in fondo.

Grazie alla dieta a domicilio la mia vita è cambiata e il mangiare è tornato ad essere il caro vero amico d'un tempo ma ti ricordo che questo, per te, dovrà essere soltanto l'inizio del cambiamento perché avere chi cucina per te è certamente una rivoluzione ma la tua cultura personale e le tue percezioni e cognizioni in ambito nutrizionale dovranno migliorare perché la cultura interiore è il vero segreto del successo.

Ti ringrazio davvero per avermi donato la tua fiducia e soprattutto il tuo (sacro) tempo e se avrai piacere vieni a trovarmi sul mio sito https://mirkoscravaglieri.com oppure alla mia pagina facebook www.facebook.com/coachingMS

Io opero nella provincia di Torino e mi auguro che il problema della fame nervosa non sia per te un elemento che disturbi il proseguo sereno della tua vita ma se così fosse non preoccuparti perché potrò aiutarti con tutti gli strumenti appresi durante tanti anni di esperienza a contatto con le persone al fine di portarti ad ottenere risultati estetici, personali e lavorativi impensabili

perché ricordati che uno psicologo informa ma un mental coach ti trasforma!